Docteur E. TUJÀ

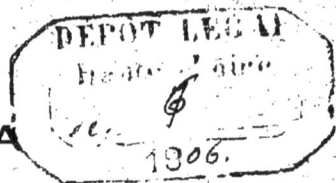

ESSAI

SUR

L'EMPLOI DE L'ÉLECTRICITÉ

DANS LA

THÉRAPEUTIQUE COURANTE

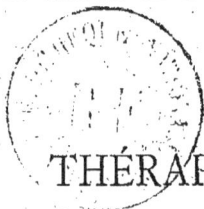

COURANT GALVANIQUE DE FAIBLE INTENSITÉ

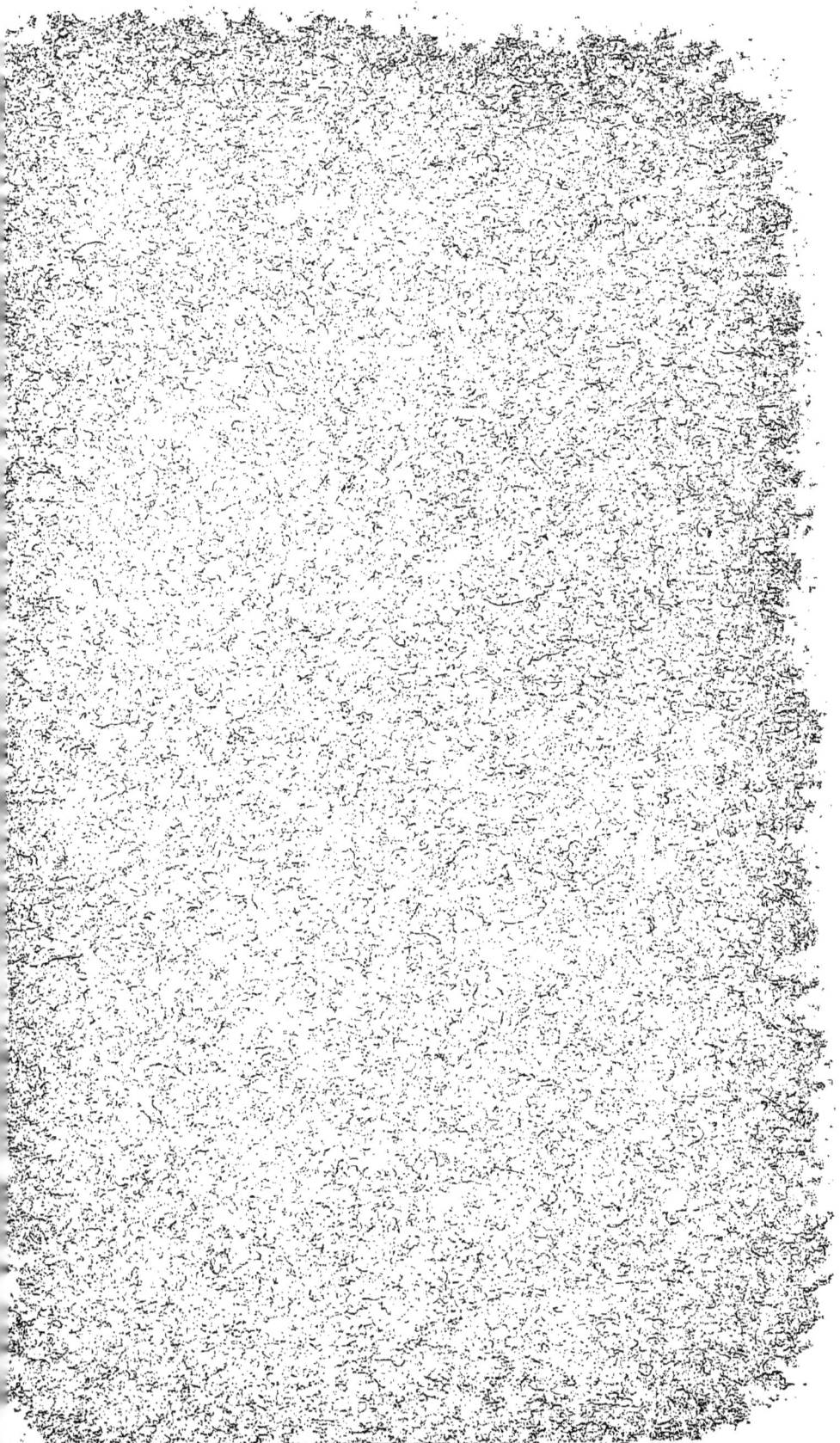

ESSAI

SUR

L'EMPLOI DE L'ÉLECTRICITÉ

DANS LA

THÉRAPEUTIQUE COURANTE

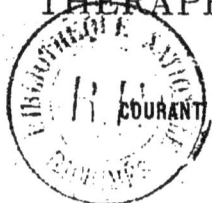

COURANT GALVANIQUE DE FAIBLE INTENSITÉ

PAR

Le Docteur E. TUJA

ANCIEN INTERNE DES HÔPITAUX DE LYON
CHIRURGIEN-ADJOINT DE L'HÔTEL-DIEU DU PUY

LE PUY

IMPRIMERIE R. MARCHESSOU

PEYRILLER, ROUCHON & GAMON Sʳˢ

23, BOULEVARD CARNOT, 23

1905

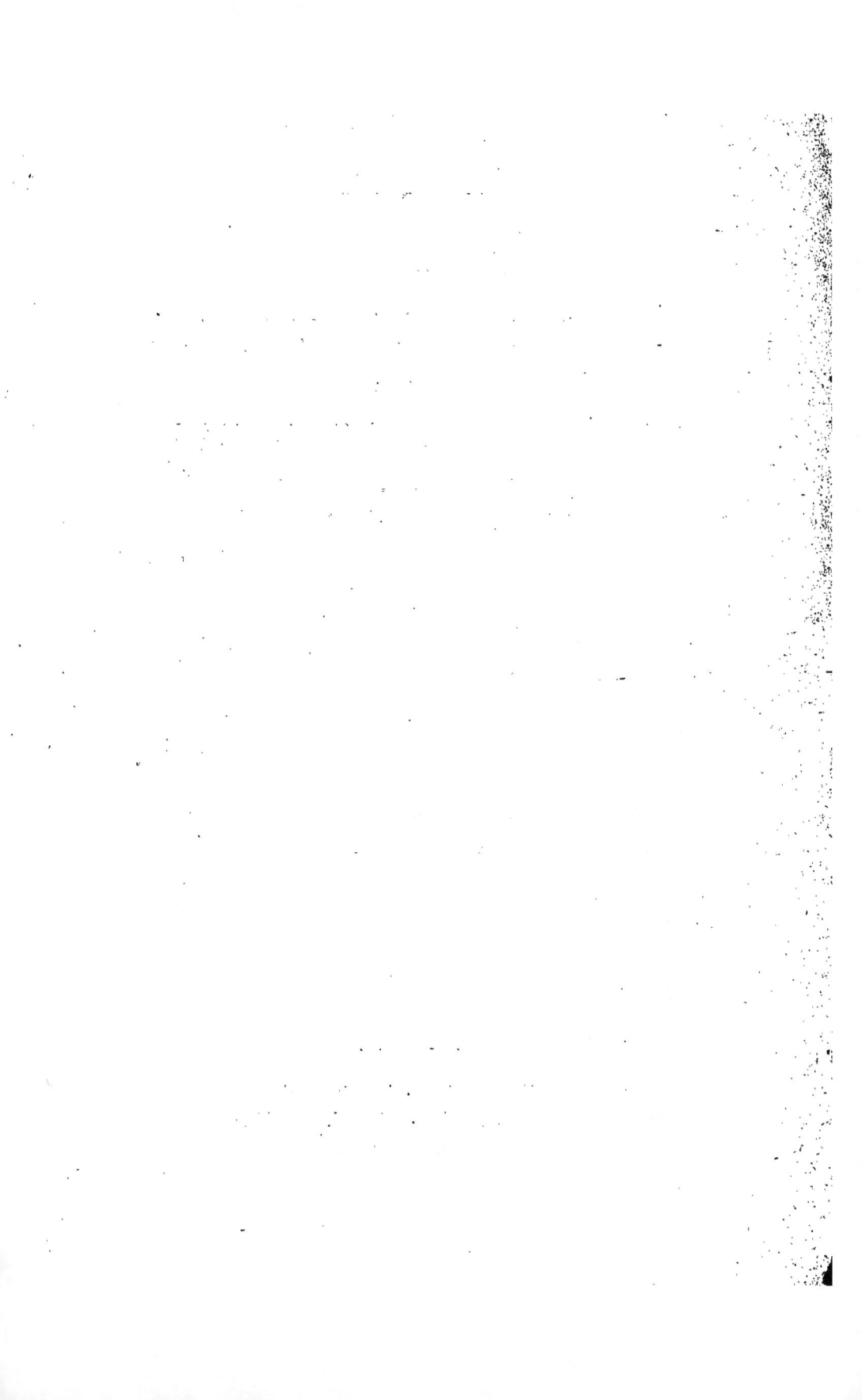

INTRODUCTION

Ce petit opuscule était destiné à une publication médicale. A Lyon, il m'a été conseillé de m'adresser à un journal d'Electricité. J'ai alors sollicité, en vain, l'hospitalité des Archives d'Electricité qui se publient à Bordeaux.

En présence de cette obstruction voulue, j'ai jugé inutile de frapper à de nouvelles portes et je me suis décidé à publier moi-même ce travail.

Pourquoi cette opposition ? Je l'ignore !.... Le monde savant, auprès duquel j'ai bien vécu quelques années, ne m'avait pas laissé supposer qu'il fût si difficile de pénétrer dans son sanctuaire.

Il est vrai que cette publication est étayée sur des données dont l'inspirateur n'est autre que monsieur CHARDIN, auteur d'un Précis d'Electricité médicale.

Peut-être lui reproche-t-on de n'être pas « DOCTEUR » et de se permettre néanmoins des critiques un peu acerbes à l'adresse des médecins électriciens, des critiques plus acerbes encore à l'adresse de ceux qui refusent d'utiliser ce merveilleux agent. Il n'en est pas moins vrai qu'il a eu le grand mérite d'enseigner des préceptes dont il m'a été donné de vérifier l'exactitude et nous estimons que sa méthode est appelée à prendre une place importante dans la thérapeutique médicale.

———

Ce petit travail nous permettra peut-être, un jour, de nous faire entendre devant une Société de sciences médicales. Loin de redouter les objections et la critique, nous les sollicitons au contraire, avec instance.

Dans un premier chapitre, nous citerons un certain nombre d'observations. Ensuite, nous ferons une petite étude raisonnée de la méthode. Ce sera l'objet d'un deuxième chapitre.

Le Puy (Haute-Loire), décembre 1905.

Dr E. TUJA.

CHAPITRE PREMIER

Observations.

Cette publication est la résultante d'une série d'observations cliniques dont les plus anciennes remontent à une dizaine de mois.

Nous voudrions, grâce à elle, arriver à démontrer que l'étude de l'emploi des *Courants continus,* dans la thérapeutique courante, mérite d'être reprise, ou, plus justement, n'a jamais été faite.

En matière d'électrothérapie, les classiques nous enseignent, en effet, des doctrines qui, je l'avoue non sans amertume, ne m'ont point servi de guide. Il ressort de l'étude générale d'ouvrages récents que, dans la grande majorité des cas, on doit rechercher les fortes intensités dans l'emploi du courant continu et se borner à des séances de quelques minutes. Le plus souvent, ces séances ne seront faites que deux à trois fois par semaine.

Ce n'est pas sans un certain étonnement que j'ai trouvé une méthode toute différente, longuement prônée et décrite dans un livre non classique : *Le précis d'Électricité médicale de Chardin.*

Cet ouvrage m'a séduit par sa facile compréhension et, les idées de l'auteur, tout en étant accueillies par moi avec une certaine défiance, m'ont paru mériter mieux qu'une indifférence irraisonnée. Il nous recommande avec instance l'emploi des courants très faibles, il demande des séances répétées et prolongées, au besoin plusieurs heures ; et il affirme que cette façon de procéder est complètement inoffensive, nous promettant par contre qu'elle donne des résultats surprenants.

Les quelques observations ci-jointes prouveront, je l'espère, que nous avons eu raison d'accorder quelque crédit à la méthode de Chardin.

Elles donneront lieu, suivant les circonstances, à des commentaires individuels ou collectifs.

NEURASTHÉNIE

OBSERVATION I. — Madame ......, 41 ans, deux enfants.

Neurasthénie invétérée remontant à 18 ans. Constipation absolue nécessitant de grands lavages de l'intestin parésié, pour obtenir quelques gobilles. Anorexie et vomissements fréquents. Dilatation bronchique avec expectoration ressemblant à des vomiques. En un mot, malade cachectisée dont l'existence est problématique!... A essayé de toutes les médications.

20 avril 1905 à 7 mai. — *Une heure de courant continu avec électrodes sur le ventre et les cuisses (cordon bifurqué). Séances commencées par vingt minutes de rouleau-massage électrisé circulant sur l'abdomen.*

8 mai. — *Première selle normale.*

10 mai. — *Selle. Nous ajoutons un bain statique, avec étincelles abdominales, trois fois par semaine. Le courant galvanique est continué régulièrement.*

15 mai. — *L'état général s'améliore. La malade n'est obligée de recourir aux lavements qu'exceptionnellement. D'elle-même, elle se met à faire deux séances de une heure chacune : une le matin, une le soir. Les vomiques pulmonaires persistent et entraînent encore, parfois des vomissements alimentaires. (Vomissements journaliers et si fréquents avant le commencement du traitement).*

20 juin. — *L'appétit est bien meilleur. Les selles continuent à être assez régulières. La malade trouve que ses forces reviennent et elle peut vaquer, avec goût, à ses occupations de mère de famille. La dilatation bronchique persiste.*

25 août. — *Réapparition des règles absentes depuis neuf années.*

La malade continue régulièrement son traitement dont elle est enchantée sans qu'il soit utile de lui prêcher la persévérance.

Elle en est arrivée, personnellement, à faire du courant en moyenne de 4 à 5 heures par jour tant elle a le désir de voir se continuer l'amélioration de son état de santé si affaibli par dix-huit années de souffrances!....

OBSERVATION II. — Monsieur ......, 44 ans.

Dépression très accentuée, remontant à environ dix-huit mois. Moral annihilé. Se plaint de douleurs violentes à l'anus ressemblant à celles de la fissure.

Vient nous trouver en juin 1905 pour se faire faire du souffle statique dans la région anale. Après deux séances de cette thérapeutique, il accepte notre proposition du traitement par les courants continus.

Électrodes nuque et périnée.

Deux séances quotidiennes d'une heure chacune.

Au bout d'un mois, l'amélioration qui a progressé régulièrement est presque une guérison totale. Le malade, qui s'est procuré un appareil, quitte la région avec l'intention de continuer son traitement.

OBSERVATION III. — Monsieur ....., 58 ans.

Neurasthénie invétérée, remontant à cinq ans environ. A essayé de toutes les médications, y compris la méthode Kneipp en Allemagne. Digestions très laborieuses et douloureuses. Constipation opiniâtre nécessitant un lavement quotidien.

Se procure une pile à courant continu de douze éléments et commence son traitement le 5 juin 1905. Une heure, matin et soir, d'électrisation indiquée par nous sont souvent dépassées par le malade. Intensité 3 à 7 milli-ampères. Electrodes : nuque et bain de pied ou nuque et estomac ou estomac et rouleau-masseur sur le ventre.

5 août. — Amélioration générale. Appétit bon et digestion facile. A peine un lavement tous les huit jours.

Avant le traitement, le malade faisait difficilement 4 ou 5 kilomètres ; aujourd'hui, il parcourt jusqu'à vingt kilomètres.

17 septembre. — La constipation a disparu. Le sujet déclare être revenu à un état de santé qui le reporte à 1900 et affirme que, s'il avait connu ce traitement, jamais il ne serait tombé aussi bas. Bien qu'il soit tout à fait remonté, il veut continuer à user de son appareil. Je n'y vois que des avantages.

OBSERVATION IV. — Madame ......, 38 ans.

Neurasthénie remontant à deux mois. Digestions difficiles et douloureuses. Insomnie presque totale. Moral déprimé avec périodes d'excitation et de découragement très pénibles pour elle et pour son entourage. Se procure un appareil à courant continu. Une heure matin et soir d'électrisation avec élec-

trodes nuque et bain de pied ou nuque et estomac ou estomac et dos.

Commencement du traitement : 15 juin 1905.

Quinze jours après, amélioration très sensible, le sommeil revient. Appétit presque normal.

1er août. — *Tout est rentré dans l'ordre. La malade, complètement rétablie, ne veut plus qu'on lui parle de sa maladie.*

Réflexions. — Ces quatre observations de neurasthénie ne sont-elles pas déjà un argument suffisant en faveur de l'essai de la méthode vis-à-vis de ces épuisés qui abusent de toutes les thérapeutiques?...

Nous ferons remarquer que, seule, l'action électrique a été en cause. Dans un cas (obs. I), nous avons donné des bains statiques, surtout pour agir mécaniquement au moyen des étincelles. Dans les trois autres cas, il n'y a eu aucune intervention en dehors de celle de l'appareil que le malade possédait chez lui. Tous ont fait des séances répétées et quotidiennes de courant continu, d'une durée variable — au moins une heure —, parfois jusqu'à cinq heures.

Je n'ai pas eu, chose remarquable, à prêcher la persévérance, en dehors de la première semaine.

Intensité moyenne : 3 à 6 milli-ampères. Jamais la moindre escharre.

MANIFESTATIONS DOULOUREUSES D'ORIGINES DIVERSES

OBSERVATION I. — Monsieur...... 5o ans, arthritique.

Souffre de rhumatisme chronique depuis quinze années environ. Localisations douloureuses, surtout du côté des reins et des jambes. A certaines époques, l'attitude verticale est impossible et la marche ne s'effectue qu'au prix d'une boiterie accentuée.

A employé toute sorte de remèdes et a fait deux saisons d'eaux à Saint-Laurent-les-Bains. Celles-ci l'ont un peu soulagé. Il se dispose à y retourner mais veut essayer, au préalable, du traitement par les courants continus dont il a entendu parler.

Nous lui faisons, dans notre cabinet, onze séances d'une heure avec électrode sur les reins et pédiluve électrisé. Intensité : 4 à 8 milli-ampères.

Dès les cinq premières séances, amélioration très manifeste. Après la dixième, le sujet marche comme tout le monde et se sent, suivant son expression, « tout gaillard ».

Il se procure un appareil et renonce, sans hésiter, à sa saison thermale.

OBSERVATION II. — Monsieur ...... 48 ans.

Bonne santé générale, douleurs très vives au bras droit, remontant à environ trois années, caractéri-

sées par un tiraillement très pénible surtout accentué
dans les mouvements d'élévation et de rotation. A
certains moments, il lui sera impossible de brosser
son pantalon ou de tirer son sabre.

Il lui est arrivé d'être obligé de porter le bras en
écharpe. Une saison à Aix n'a rien amélioré.

Traitement par le courant continu avec électrode
sur l'épaule et main dans eau électrisée. Environ
quarante minutes dans ces conditions et, terminaison
par dix minutes d'électro-massage avec un rouleau
charbon et peau de chamois.

Intensité : 3 à 8 milli-ampères. Au bout de cinq
séances, amélioration nettement accusée par le
malade.

A la dixième séance, le malade ne sent presque
plus rien. Il remue son bras sans hésitation et estime
le résultat très supérieur à celui des eaux.

Un mois après, le résultat se maintient et le sujet
reste convaincu qu'en cas de récidive, l'électricité
aura vite raison du mal.

OBSERVATION III. — Mademoiselle...., 20 ans.

Bonne santé générale. Se plaint de douleurs dis-
séminées un peu partout depuis plusieurs mois.
Depuis trois semaines, localisations nettes des phénomènes douloureux dans le genou gauche avec gêne
de la marche et claudication.

Une heure par jour de courant continu avec électrode sur cuisse et pédiluve où trempe l'autre élec-

trode. *Séances terminées par dix minutes de rouleau-massage relié à l'un des pôles.*

Intensité : 3 à 8 milli-ampères. Au bout de cinq séances, disparition totale de la douleur.

Le sujet fait cinq à six séances d'électrisation générale (électrode sur la nuque et pédiluve électrisé) et s'estime très satisfait.

En résumé, cas bénin où le traitement a agi avec une facilité extrême.

OBSERVATION IV. — Monsieur ...., 60 ans.

Douleurs aux reins et à la jambe gauche empêchant tout travail depuis huit jours.

Deux séances de courant continu d'une heure chacune, avec électrode aux reins et pédiluve relié à l'autre électrode, amènent une amélioration très marquée. Après la quatrième séance (quatre jours consécutifs), le malade reprend son travail. Deux mois après, la guérison se maintient.

Le malade étant d'une sensibilité très émoussée, l'intensité a été poussée jusqu'à quinze milli-ampères.

OBSERVATION V. — Monsieur ...., 62 ans.

Arthritique. Sujet robuste.

En sautant un fossé, coup de fouet à la jambe droite.

Depuis cette époque et quatre mois après, douleurs violentes irradiées dans le creux poplité avec gêne de la marche et pointe du pied déjetée en dehors.

La jambe lésée mesure quatre centimètres de plus de circonférence que la jambe saine.

Quarante minutes par jour de courant continu avec électrodes sur jambe et cuisse. Un quart d'heure de massage avec rouleau électrisé à la fin de chaque séance.

Au bout de cinq séances quotidiennes, l'œdème a disparu et le malade, qui avait de la peine à faire deux kilomètres, en a fait quatre.

Après la dixième séance, le malade se trouve guéri. Il a fait une course de dix kilomètres.

Trois mois après, la guérison s'est parfaitement maintenue.

OBSERVATION VI. — Monsieur..., 50 ans.

Hydarthrose tenace du genou droit survenue à la suite d'une contusion.

Pendant un mois, traitement par la pommade à la pilocarpine et compression. Aucune amélioration.

Disparition de l'hydarthrose et de toute douleur en trois séances de courant continu de trois quarts d'heure chacune.

Intensité : 3 à 8 milli-ampères.

OBSERVATION VII. — Monsieur..., 40 ans.

Sciatique très douloureuse survenue brusquement depuis deux jours. A entraîné insomnie complète.

Deux séances de courant continu d'une heure chacune, dans la même journée, font disparaître l'état aigu et le malade passe une bonne nuit.

Les jours suivants, disparition spontanée de toute douleur.

OBSERVATION VIII. — Madame......, 62 ans, religieuse.

Sciatique de la jambe gauche remontant à trois années environ.

La malade souffre presque constamment et a une claudication accentuée causée par la douleur.

Elle fait trente séances de courant continu d'une heure par jour. L'amélioration a été régulièrement progressive et à la fin de son traitement, la douleur a totalement disparu.

Elle cesse de se soigner, bien qu'à notre avis un traitement prolongé eût ajouté, à la suppression de la douleur, la reconstitution du membre un peu atrophié.

OBSERVATION IX. — Monsieur..., 38 ans.

Bonne santé habituelle.

Migraine typique. — Trois quarts d'heure de courant continu avec électrodes nuque et front (Intensité quatre milli-ampères) amènent la disparition totale de l'état morbide.

Remarque. — Cette application est aussi inoffensive que les autres et, sous la condition de n'employer qu'un courant faible, j'estime qu'elle doit donner des résultats régulièrement

bons dans cet état, fort pénible, que connaissent
bien les migraineux.

PARALYSIE INFANTILE

OBSERVATION I. — Monsieur ....., 7 ans.

*Arrivé à l'Hôtel-Dieu du Puy avec une paralysie
infantile typique du membre supérieur droit. Présente, en outre, des symptômes de déchéance tels
que : obnubilation de l'intelligence, incontinence noc-
turne d'urine.*

*Nous ordonnons une heure du courant continu
localisé sur le bras lésé, terminée par un quart
d'heure d'électro-massage avec un rouleau.*

*Au bout de huit jours, amélioration nette de l'état
général ; plus d'incontinence, quelques mouvements
du bras.*

*L'amélioration se poursuit d'une façon régulière
et, après une cinquantaine de séances consécutives, le
membre lésé a à peu près totalement récupéré ses
fonctions. Pas d'atrophie.*

Remarque. — Ce cas nous a paru très remarquable, la paralysie infantile appartenant à la
catégorie des maladies vraiment incurables ou
presque incurables.

L'enfant a toujours fait ses séances sans douleur et sans répugnance.

Nous les avons limitées à une heure; nous aurions pu, nous en sommes convaincu, doubler leur longueur. Les classiques conseillent de ne pas les prolonger au-delà de cinq à dix minutes. C'est là, selon nous, une erreur grave et, s'il est vrai qu'il faut éviter l'intensité, l'on doit, par contre, prolonger le traitement.

A ce prix, j'estime que l'on aura des chances très sérieuses d'obtenir un résultat. Encore, faudra-t-il ne pas attendre, pour instituer le traitement, ainsi que certains auteurs le conseillent.

N'est-il pas de toute évidence, qu'en présence d'une maladie aussi désespérante, il faut oser une tactique différente de celle conseillée jusqu'à ce jour puisque cette tactique n'a donné que des résultats insignifiants!...

MALADIES AIGUËS

OBSERVATION I. — Madame......., religieuse,
58 ans.

Bonne santé habituelle. Douleurs avec engorgement de la région hépatique. Perte de l'appétit, accès de fièvre, ictère, vomissement par le moindre effort. Etat général mauvais.

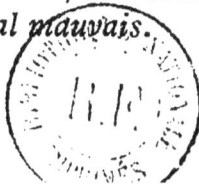

2.

La malade, ainsi atteinte depuis quinze jours, a essayé, sans succès, des médications habituelles.

Elle fait huit séances de courant continu à raison d'une heure matin et soir, avec électrodes dans le dos et sur la région gastro hépatique.

Intensité : 3 à 6 milli-ampères.

Dès la deuxième séance, amélioration et cessation des vomissements. Après la huitième, la malade se déclare guérie et reprend son travail. Donc, en tout, quatre jours de traitement. Deux mois après, la guérison s'est maintenue sans accroc.

OBSERVATION II. — Madame ...., 51 ans.

Fatigue générale avec état fébrile :
39° le matin, 39°4 à 39° 6 le soir. Céphalée.

Etat stationnaire pendant quatre jours. Nous redoutons une fièvre typhoïde.

Son mari étant possesseur d'un appareil à courant continu, nous lui conseillons de s'en servir.

Deux heures de séances quotidiennes.

Dès le deuxième jour, la température tombe à 37° 6 et ensuite elle se maintient au dessous de 37°5 ; au huitième jour, la malade se dit guérie. Elle s'était levée dès la quatrième journée d'électrisation.

Remarques. — Ces deux cas sont malheureusement insuffisants pour étayer des conclusions sérieuses.

Tout au moins, sont-ils encourageants. Ils

montrent combien ce traitement est facilement accepté.

Ils permettent d'essayer dans des cas analogues, c'est-à-dire en présence d'une maladie aiguë quelconque. Je me réserve, du reste, de revenir sur ce point.

———

FIBRÔME DOULOUREUX DE PETIT VOLUME

OBSERVATION I. — Madame...... 44 ans, santé moyenne avec estomac un peu délicat.

Souffre, depuis trois mois environ, de douleurs dans le ventre et dans les reins, occasionnées par un petit fibrôme perceptible par le palper bi-manuel (fosse iliaque droite).

Les souffrances ont retenti sur l'état général. La malade, autrefois très active, est incapable du moindre effort, obligée de rester étendue ou même de garder le lit. Pas d'hémorrhagie.

Après avoir essayé, sans succès, des traitements habituels (repos, injections chaudes, ceinture abdominale, pessaire), nous proposons l'essai des courants continus. On accepte non sans hésitation.

Pour simplifier le traitement, nous nous contentons de conseiller une électrode sur le ventre et une électrode sur chaque cuisse (cordon bifurqué).

3

Nous nous réservions d'en arriver ultérieurement aux applications intra-vaginales, si cette façon de procéder ne réussissait pas.

La malade a pu ainsi s'électriser elle-même. Au bout de quinze séances quotidiennes d'une heure chacune, la malade accuse une amélioration marquée. Elle commence à vaquer à ses occupations, dort mieux et peut se coucher sur le côté.

Un mois après le début du traitement, l'examen local permet le palper de la tumeur sans la moindre douleur. Si le volume est stationnaire, il est par contre évident que tout phénomène inflammatoire a disparu.

Quatre mois après, l'état se maintient franchement bon. Le fibrôme n'a sûrement pas augmenté. La malade continue son traitement dont elle est enchantée. Non seulement les phénomènes douloureux ont disparu, mais elle accuse un bien être général au point de vue de l'estomac et à celui des digestions qui étaient laborieuses depuis de longues années.

Remarque. — Nous attirons l'attention sur ce traitement qui a été aussi simple qu'efficace. La malade a fait elle-même toutes ses séances sans qu'il y ait eu besoin du médecin et l'électrode vaginale, que nous avions l'intention d'utiliser, n'a pas été nécessaire.

TUBERCULOSE LARYNGÉE ET PULMONAIRE
AVEC DYSPEPSIE ET VOMISSEMENTS

OBSERVATION I. — Monsieur ....., 52 ans, malade de la poitrine depuis deux ans. Gastrite ancienne qui remonte à environ vingt années.

L'examen des sommets révèle des lésions des deux côtés. Voix aphone typique du tuberculeux laryngé déjà avancé. Enfin, aspect cachectique, émaciation très prononcée, nous faisant juger le cas absolument désespéré.

Le malade a essayé de tous les traitements y compris la méthode Kneipp en Allemagne.

Ne voulant pas faire un aveu d'impuissance absolue, nous lui proposons d'essayer les courants continus et l'ozone. Il accepte sans hésitation.

En moyenne une heure à deux heures par jour d'électrisation avec électrodes sur épaules et estomac.

L'ozone, absorbé avec l'inhalateur de Chardin muni de son embout pour le nez, est pratiqué en plusieurs séances de trois à cinq minutes à raison de quinze à vingt-cinq minutes chaque jour.

Au bout d'un mois de traitement, la poitrine est stationnaire ainsi que le larynx, mais l'estomac est devenu tolérant. Le malade ne vomit plus et s'alimente passablement. Il renaît à l'espoir.

Six mois de soins sans discontinuité, maintiennent le sujet sans aggravation.

Aujourd'hui, le malade arrive à près d'une année de survie bien que les lésions tuberculeuses ne se soient pas sensiblement amendées.

Remarque. — Nous estimons, dès maintenant, que le traitement a donné à notre malade une survie d'environ six mois au moins. Ce résultat est dû en grande partie, croyons-nous, à l'action du courant continu sur l'estomac. Cet organe, si utile aux tuberculeux, a été amélioré dans ce cas aussi facilement que dans bien d'autres.

L'efficacité de l'ozone serait peut-être plus discutable. En tout cas, l'inhalation faite avec l'appareil de Chardin, nous a paru être pour le moins absolument inoffensive.

LÉSIONS EXTERNES OU TRAUMATIQUES

OBSERVATION I. — Monsieur..., 17 ans.
Bonne santé générale.

Acné généralisé sur toute la figure depuis avril 1903. Cas absolument rare au point de vue de l'accentuation des lésions qui constituent une véritable difformité. A consulté des spécialistes et essayé sans succès des remèdes nombreux (Levure de Bière, Ferment de raisins, Pommades souffrées, etc...)

15 juin 1905. — Traitement par le courant continu

avec plaques feutrées couvrant la face y compris le front, presque en totalité. Intensité : 2 à 3 milli-ampères, trois quarts d'heures de séance quotidienne.

Au bout de dix applications, les lésions ont dimi-nué d'environ 75 o/o. Le sujet continue deux séances par semaine et, au commencement d'août il part en vacances, enchanté de pouvoir se produire en public. En effet, il n'existe plus que quelques rares boutons qui ne frappent nullement l'attention.

Deux mois après, le résultat s'est maintenu par-tiellement. Le menton et le cou ont proliféré à nouveau mais dans des proportions moindres. Quelques séances ont raison de cette récidive par-tielle.

Remarque. — Cette observation nous semble très intéressante :

1° Par l'emploi même de la méthode. L'action directe des électrodes en contact avec les lésions elles-mêmes, nous a paru posséder un pouvoir modificateur et résolutif très supérieur à toute autre médication externe ou interne. C'est ce cas qui nous a conduit à utiliser le courant con-tinu, pour des lésions externes quelconques. .

2° C'est sans le moindre inconvénient que ces séances prolongées, avec des intensités très faibles, ont pu être appliquées sur la face, bien qu'il y ait électrode frontale. Jamais la moindre fatigue cérébrale ou autre et, les éclairs ressentis

par la mise en marche ou la cessation du courant, ont toujours été acceptés comme un inconvénient sans importance.

OBSERVATION II. — Monsieur ....., 3o ans.
Ancien traumatisme du poignet ayant laissé un
état de rigidité presque absolu.

*Quarante séances de courant continu d'une heure
(dont quinze minutes de rouleau galvanique), amènent
un assouplissement très marqué, meilleur, à notre
avis, que celui qu'auraient procuré le massage et la
mécanothérapie.*

OBSERVATION III. — Monsieur ...., 56 ans,
manœuvre. Écrasement complet du pouce gauche,
avec fracture esquilleuse de la première phalange
(prise dans un engrenage).

*A son entrée à l'Hôtel-Dieu, deux de nos collègues
conseillent l'amputation immédiate, surtout à cause
des lésions osseuses. Nous demandons à essayer de
quelques bains d'eau bouillie salée, électrisés.*

*Dès les premiers maniluves (une heure avec inten-
sité de cinq milli-ampères) la suppuration se tarit et,
bien que l'os reste encore mobile et déformé, la plaie
se répare et se ferme en quinze jours.*

*Trois semaines après, consolidation complète. Le
pouce est guéri avec un peu de raideur de l'articula-
phalangienne.*

OBSERVATION IV. — Monsieur ....., 20 ans. Chancre phagédénique du fourreau avec phagé_ dénisme partiel du gland.

Une heure quotidienne de courant continu, la verge trempant dans de l'eau bouillie salée électrisée. Intensité, cinq milli-ampères environ.

Guérison complète en vingt jours avec reconstitution des chairs fort remarquable. Les traitements habituels, dans un cas aussi avancé, demandent bien au moins un temps double.

OBSERVATION V. — Monsieur ...., 26 ans. Plaie de la jambe gauche au-devant du tibia. Longueur : huit centimètres, largeur : trois centimètres. Reconnait, comme origine, une violente contusion due à un rocher éboulé.

Peau mauvaise tout autour de la lésion, à allure variqueuse. Guérison complète en trois semaines avec une heure d'application quotidienne de courant continu sur la plaie. La cicatrisation a progressé avec une régularité parfaite sans bourgeons exubérants ; comme pansement, nous nous sommes borné à employer de la gaze aseptique.

RÉFLEXIONS SUR L'ENSEMBLE

DES

OBSERVATIONS CITÉES

—

C'est à dessein que nous n'avons cité ici que des cas relevant de la thérapeutique courante. Les maladies qui nécessitent un outillage compliqué ou une technique spéciale excédent le cadre de ce petit opuscule. Les interventions mentionnées sont, par contre, à la portée de tout praticien et leur simplicité n'a d'égale que leur efficacité.

Dès maintenant, ces observations permettent de constater les bons résultats du traitement préconisé :

Dans la neurasthénie ;

Dans les dyspepsies et fatigues d'estomac d'origines diverses ;

Dans la constipation ;

Dans les douleurs névralgiques, arthritiques ou autres ;

Dans les manifestations inflammatoires ;

Dans les traumatismes.

Deux observations sont au moins encourageantes au point de vue du traitement des maladies aiguës avec fièvre.

Dans tous les cas, sans exception, nous avons utilisé des séances prolongées de courant continu avec intensités faibles. Nous avons simplement suivi les préceptes enseignés par CHARDIN et, si nous avons employé des variantes non précisées par l'auteur, il n'en est pas moins vrai que ses idées nous ont servi de guide.

Si jamais ces observations, qui ne resteront pas isolées en ce qui nous concerne, attirent l'attention des cliniciens, j'espère qu'elles provoqueront la discussion et la critique de la méthode.

C'est un de nos vœux les plus chers; mais, en l'exprimant, nous tenons à faire remarquer que *la critique d'une méthode ne se résume pas dans la critique de son auteur ou de ses origines.*

Je me permets d'insister sur ce dernier point et de solliciter, de la part de tout interventionniste qui me ferait l'honneur de juger ce petit travail, une étude étayée sur des données scienfiques et, si possible, sur des faits.

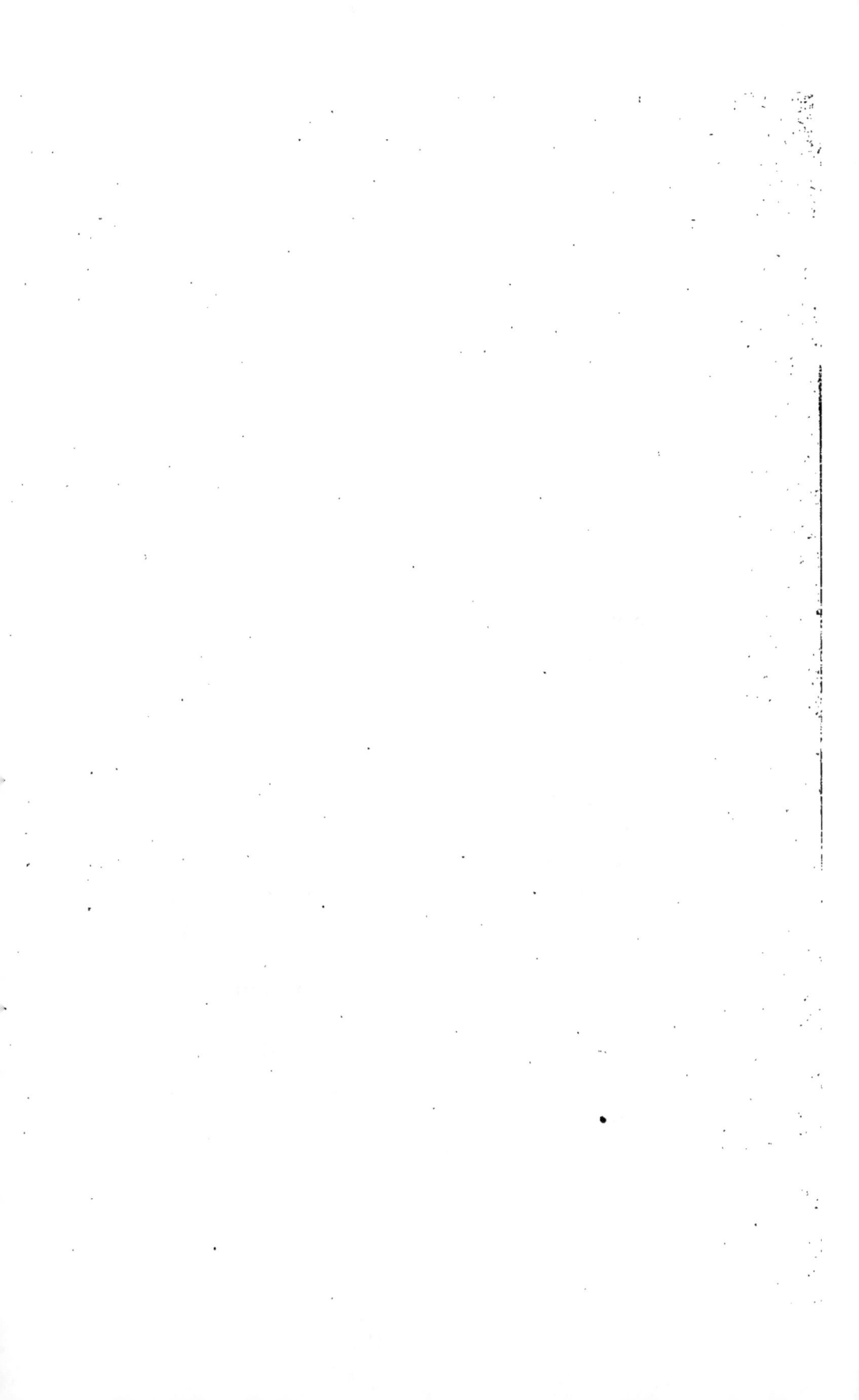

CHAPITRE DEUXIÈME

Aperçus sur la Méthode et Critiques.

Ces observations, dont le contrôle serait facile à fournir, nous ont suggéré quelques réflexions que nous schématiserons d'une manière succincte en traitant les données suivantes :

1° Si l'on admet que l'électricité a, par elle-même, une action thérapeutique, les courants continus constituent, dans son emploi, la méthode de choix.

2° Dans l'emploi des courants continus, il y a lieu d'utiliser de faibles intensités et des séances prolongées de préférence aux grandes intensités avec séances courtes.

3° Objections que l'on peut adresser à la méthode.

4° Essai de théorie de l'action électrique dans son rôle indéfiniment vaste et corollaires de cette théorie.

I. — Si l'on admet que l'électricité a par elle-même une action thérapeutique, les courants continus constituent, dans son emploi, la méthode de choix.

Dans toutes nos observations, on a pu remarquer que nous avons utilisé presque exclusivement le courant continu. Pourquoi ne donnons-nous aucune place à l'induction, à la statique ou encore à la haute fréquence?...

Nous répondrons immédiatement : Pourquoi recourir à ces différentes formes de courant?.....

Si l'électricité a une action thérapeutique par elle-même, il est au moins logique d'essayer de s'adresser à elle seule et, dans ce cas, pourquoi ne pas saturer simplement l'organisme par un courant faible, en harmonie avec notre réceptivité?...

Nous admettons (nos observations nous y autorisent) que le courant électrique a une action tonique, reconstituante et curative. — Nous ne voyons pas pourquoi nous ajouterions, à cette action, des secousses plus ou moins violentes comme celles provoquées par le courant d'induction; nous ne saisissons pas l'utilité des doses énormes d'électricité que nous transmet une machine statique; enfin, nous saisissons encore moins l'utilité des procédés qui relèvent de la haute fréquence.

J'admets simplement que le courant électrique a une action bienfaisante par lui-même et, avec cette seule idée, je marche dans une voie qui me paraît très simple et très sûre.

Est-ce à dire que je prétende bannir de la thérapeutique toute intervention non galvanique?..

Nullement, et j'accorde à l'induction un rôle mécanique. J'admets que, dans certains cas, il peut être utile de provoquer des contractions musculaires. Mais, à notre avis, ce rôle mécanique est distinct de l'action électrique. Peut-être les deux actions sont-elles susceptibles de se combiner; mais, en tout cas, si on ne cherche pas à produire un véritable massage par les secousses faradiques, il y a certainement tout intérêt à préférer le courant galvanique dont l'emploi n'entraîne aucune fatigue. Peut-être encore dans l'électrisation des sphincters, l'induction mérite-t-elle de conserver sa place, le courant continu étant jusqu'ici d'une utilisation difficile à cause du danger des escharres. Dans un cas de paralysie infantile (obs. citée), cette action du courant galvanique nous a donné un résultat merveilleux; un autre cas, à nous connu, traité par l'induction, n'a fourni aucune amélioration.

Quant à la statique, son rôle nous paraît pour le moins bien obscur.

Le bain ou la douche, qui nous fournissent de l'électricité à profusion, agiraient peut-être en les prolongeant des demi-heures et des heures. Cette technique a été du reste conseillée dans ces derniers temps. Il nous semble logique, en ce cas, d'admettre que notre organisme complaisant laisse perdre l'excès de ces doses monumentales d'électricité qui circulent à travers notre être sans s'y arrêter et, il est possible par contre, qu'une quantité tout à fait minime soit emmagasinée. L'action bienfaisante serait alors analogue à celle des courants continus à petite dose et, un vulgaire petit appareil remplacerait avantageusement la machine à plateaux.

Mais de même que pour l'induction, je reconnais à la statique certains effets accessoires qui ne sont que des résultats indirects de l'action électrique. C'est ainsi que j'admets que les étincelles ont une action mécanique. Il me semble démontré que des étincelles un peu puissantes, tirées sur les fosses iliaques ou l'estomac, peuvent avoir une action salutaire sur la constipation ou la digestion en produisant une sorte de massage de la région. J'explique aussi les résultats, assez rares, il est vrai, obtenus par l'aigrette, le souffle ou les étincelles, en admettant une action révulsive non sans analogie avec les pointes de feu. Mais, au point de vue de l'action électrique proprement dite, je ne vois pas l'utilité de la statique, à moins qu'on ne fasse intervenir la suggestion.

Tout raisonnement devient alors inutile.

En tout cas, qu'on me permette de faire remarquer à ce propos, que la suggestion dont on abuse à l'adresse de tout ce qui est électrothérapie, ne peut pas constituer une critique à l'adresse du courant continu que le malade utilise tranquillement chez lui, au besoin, pendant son sommeil.

Je ne puis parler de la haute fréquence avec une compétence suffisante. Je suis, malgré tout, convaincu de la supériorité du modeste courant continu sur ces méthodes compliquées. Il suffit de lui accorder des séances longues pour en obtenir la démonstration.

II. — Dans l'emploi des courants continus, il y a lieu d'utiliser de faibles intensités avec séances prolongées. Cette méthode est inoffensive à tous les points de vue et doit être préférée aux grandes intensités avec séances courtes.

Je dois redire, tout d'abord, que cette méthode n'est nullement classique. Les ouvrages d'électrothérapie les plus récents ne nous poussent-ils pas généralement aux grandes intensités avec séances de quelques minutes?... Et, par suite, je constate dans les écrits de ces électrothérapeutes, des paroles redoutables à l'adresse du médecin qui n'électriserait pas lui-même ses malades ou qui entreprendrait de les traiter sans être muni de toute la science d'un ingénieur spécialisé.

Je me permets de n'être pas de cet avis en ce qui concerne la méthode que je préconise avec Chardin. Je me borne, en effet, à apprendre à mon malade, à se servir d'un petit appareil ordinaire et je lui recommande de faire journellement des séances de une à trois heures et même davantage.

J'insiste pour qu'il ne dépasse jamais des intensités de 3 à 8 milli-ampères.

Dès maintenant, je suis arrivé à un total de plus de sept mille heures sans incident d'aucune sorte et avec des succès qui m'ont beaucoup étonné.

Quand je me suis adressé à des malades dont la guérison me semblait ne devoir réclamer que quelques séances, je les ai installés dans mon cabinet et le plus souvent je ne faisais pas acte de présence. Jamais, je n'ai eu le moindre inconvénient. En mon absence, le sujet réglait lui-même son courant en avançant plus au moins la manette du rhéostat.

Je me demande alors comment il se fait qu'une méthode aussi simple soit, pour ainsi dire, inconnue dans le monde médical et tout au moins fort peu préconisée par les électro-thérapeutes. A tout propos, on me parle de courants de 5o, 1oo milli-ampères et même davantage.

Par contre, les faibles intensités de 1 à 5 et au besoin 1o milli-ampères répétées chaque jour, sous forme de séances prolongées, ne sont citées nulle part. C'est, il me semble, assez incompréhensible. Comment a-t-on pu préférer les courants puissants sans vouloir essayer, au préalable, ces mêmes courants à doses faibles ?...

On donne un médicament à haute dose sans vouloir examiner si de petites doses ne conduiraient pas au même résultat. C'est le contraire de ce que nous faisons dans la thérapeutique courante. Pourquoi cet illogisme ?....

III. — Quelles sont donc, faute d'explication scientifique, les objections que l'on peut faire à l'emploi des courants continus, sous forme de séances prolongées et avec de faibles intensités ?

a) Peut-on dire que la méthode offre un danger quelconque ?

J'affirme le contraire : j'ai maintenu, dans mon cabinet, sous le courant continu, nombre de malades et j'ai déjà dit que je m'absentais pendant les séances. Mais surtout, en l'espace de quelque mois, j'ai dû, à la suite de réussites dont je fus moi-même étonné, faire venir une vingtaine d'appareils.

Je recommandais en moyenne deux heures de séances journalières (plusieurs de mes malades, sont allés jusqu'à 4 et 6 heures). Eh bien! je ne saurais assez le répéter: je n'ai eu aucun ennui, pas le moindre petit incident, pas même des critiques. Je voudrais bien pouvoir en dire autant de la thérapeutique médicamenteuse.

Je conclus donc en connaissance de cause et sans la moindre hésitation : *La méthode est absolument inoffensive.*

J'affirme qu'on peut mettre entre les mains des malades des appareils à courants continus. Il suffit de quelques recommandations très simples pour qu'ils puissent s'en servir sans danger et avec grand profit pour leur santé.

b) Le temps, dira-t-on, est précieux et il est vraiment difficile d'imposer à un malade de longues heures de soins.

L'objection est plus apparente que réelle. En effet, un traitement sans douleur et sans fatigue,

qui peut se faire chez soi, au lit, assis en travail-
lant ou en mangeant, est un traitement simple et
ma petite expérience m'a déjà démontré que le
facteur « *temps* » ne constituait nullement une
objection sérieuse. Au bout de peu de jours,
et, dans les cas rebelles, au bout de peu de semaines, le malade, régulièrement amélioré, dé-
passera plutôt le temps indiqué. Je l'ai constaté
à maintes reprises.

c) Enfin, il me reste à anéantir le spectre des escharres.

En maintenant les électrodes en contact prolongé avec les téguments, la thérapeutique électrique nous enseigne que celles-ci guettent le
malade et constituent un écueil redoutable. Peut-
être, avec de grandes intensités, peut-être et,
plus probablement, avec des électrodes où le
métal rentre en quantité importante.

J'affirme, par contre, que ce danger se trouve
écarté avec les électrodes livrées dans le com-
merce par Chardin. Celles-ci sont constituées
par une simple feuille de papier d'étain, repo-
sant sur un épais matelas de feutre recouvert
lui-même par une peau de chamois. J'ai laissé
ces électrodes à la même place pendant plusieurs heures ; jamais je n'ai obtenu autre
chose qu'un peu de rubéfaction disparaissant
rapidement. Au début, je recommandais de

changer les contacts en faisant mouvoir les plaques ou bien j'insistais sur le renversement du courant. J'avoue, maintenant, n'attacher que fort peu d'importance à ces conseils.

Avec les électrodes sus-décrites, je ne crois pas qu'il soit possible d'arriver à l'escharre même avec des séances très prolongées, étant donné, bien entendu qu'on n'abordera jamais les grandes intensités.

En un mot, *je ne vois aucune objection à faire à la méthode soit au point de vue du danger, soit au point de vue du temps, soit au point de vue des escharres.*

Pourquoi donc, — je reviens sur ce point — *pourquoi cette méthode n'est-elle pas employée?*

J'avoue, avec peine, ne pas trouver d'autres explications que le parti pris ou l'ignorance. En effet, la thérapeutique électrique n'est-elle pas inconnue de la plupart des docteurs? Est-elle enseignée dans nos facultés? La voit-on utilisée dans nos hôpitaux? En ce qui concerne tout au moins « *l'école Lyonnaise* » dont je suis une émanation, je puis dire qu'il y a une dizaine d'années, cette science n'y était nullement en honneur. Je me rappelle avoir vu dans les hôpitaux, fonctionner des machines statiques dont on se servait pour faire des séances de quelques minutes ; je me rappelle avoir vu tapoter sur des muscles avec des petits tampons reliés à un appareil d'induction. Jamais je n'ai entendu discuter ces moyens qu'on employait, non sans un certain scepticisme, et qu'on eût délaissés si on les avait raisonnés. En somme, j'ai conservé l'impression bien nette que tout ce qui était électricité était plus ou moins de la sottise et que mes maîtres dans la thérapeutique ne lui accordaient aucune confiance. C'est qu'en effet, en matière d'électrothérapie, on marchait au hasard sans raisonner l'application de tel ou tel courant.

Depuis cette époque, les classiques ne m'ont pas paru avoir fait avancer la question, du moins en ce qui concerne l'électricité galvanique.

IV. — Essai de théorie de l'action électrique dans son rôle indéfiniment vaste et corollaires de cette théorie.

L'auteur, dont les idées nous ont si heureusement servi de guide, est arrivé, après de longues années d'étude et d'expérience, à édifier la formule suivante :

« *Le corps humain présente un courant élec-*
« *trique inappréciable par nos meilleurs instru-*
« *ments. Il est illogique, inutile et peut-être dan-*

« *gereux de le compléter ou le remplacer par des*
« *courants puissants* ».

La question semble se résumer en cette loi
simple et précise :

« *Etablir un régime de charge du corps*
« *humain* ».

Il admet, et j'admets avec lui, que *notre état
électrique constitue un facteur primordial dans
notre santé*. Le fluide qui existe en nous sans
que d'une façon régulière (il existe en effet des
cas où les sujets manifestent leur état électrique
en se tirant des étincelles), sa présence puisse se
démontrer expérimentalement parlant, a cepen-
dant un rôle très important.

Et, poursuivant cette hypothèse déjà étayée
sur un certain nombre d'observations, je dirai
que :

1° S'il s'agit d'une maladie générale : anémie,
fatigue, ralentissement de la nutrition, intoxi-
cation chronique... etc., notre régime de charge
a une importance capitale vis-à-vis de la lutte
à entreprendre entre l'organisme et l'élément
morbide.

2°. S'il s'agit d'un organe malade : estomac,
intestin, cœur ou cerveau (je n'hésite pas à traiter *je précise* : même le cœur et le cerveau) etc.,
je dis qu'il semble que cet organe soit dépourvu
du régime qui lui convient. En faisant circuler

un courant faible approprié à notre accumulateur, nous rétablirons le régime voulu et par suite, nous donnerons à l'organe, une capacité de guérison considérable, supérieure — c'est notre conviction — à celle obtenue par les autres moyens.

Si l'on veut admettre les interprétations que je propose avec CHARDIN, on a alors l'explication des résultats obtenus.

Si on se refuse, au contraire, à voir dans mes assertions, autre chose que des suppositions émanées d'un cerveau inventif, je demande que des expériences nombreuses et répétées me prouvent que j'ai tort.

J'ai le droit de le demander ayant, pour appuyer ma requête, la certitude de l'innocuité absolue de la méthode.

Et, comme corollaires de cet essai de théorie, je crois qu'il sera permis d'aller fort loin dans cette voie. J'entrevois, dès maintenant, un horizon illimité. Je n'hésite pas à admettre également que le malade, atteint d'une maladie aiguë, grave, telle que : fièvre typhoïde, pneumonie, péritonite... etc.., retirerait grand bénéfice d'applications indéfinies du courant galvanique faible. Je suis convaincu que le jour, où les cliniciens voudront essayer de cette thérapeutique dans nos hôpitaux, ils nous apprendront, bientôt, d'heureux résultats.

Encore une fois : la question de danger n'existe pas et, j'estime que la moindre nouveauté en thérapeutique nous en fait courir davantage.

Qu'on veuille donc se décider à utiliser l'électricité sous sa forme logique en se servant de courants faibles, en multipliant les séances, en les prolongeant indéfiniment. Les bons résultats s'accumuleront bien vite.

Ces résultats ont déjà été constatés par moi dans les maladies par ralentissement de la nutrition, dans les dyspepsies de natures variées, dans la constipation. Ils ont été non moins constatés dans la paralysie infantile, dans les douleurs et névralgies aussi bien que dans les lésions superficielles, inflammatoires ou traumatiques.

Je voudrais, maintenant, les constater dans les affections aiguës jusque et y compris les maladies les plus infectieuses.

Le temps m'en donnera l'occasion, j'en suis persuadé, mais j'émets le vœu de me voir aider dans cette tâche. Je me permets là une requête qui pourra être taxée d'outrecuidance. Malgré tout, j'insiste :

Je demande à ce que l'électricité, employée comme je l'ai indiqué, rentre dans le domaine de la thérapeutique courante ; je demande à ce qu'elle soit employée dans les services hospitaliers. Il serait injuste de refuser quelques essais. L'abstention pure et simple, sans raison scientifique, ne pourrait être qu'un argument en faveur de mon plaidoyer.

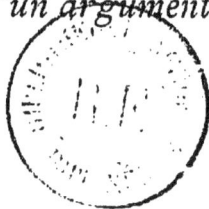